Gesunde Entwicklung von Kindern und Jugendlichen im digitalen Zeitalter

Michaela Glöckler

Gesunde Entwicklung von Kindern und Jugendlichen im digitalen Zeitalter

Ein Weckruf

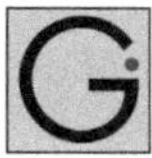

BIBLIOGRAFISCHE INFORMATION DER DEUTSCHEN BIBLIOTHEK
Diese Publikation ist in der Deutschen Nationalbibliografie verzeichnet; detaillierte bibliografische Daten sind im Internet über <http://dnb.ddb.de> abrufbar.

Gedruckt auf umweltfreundlichem,
chlorfrei gebleichtem Papier

Esslingen 2023

Joachim E. Keding
Hölderlinweg 31, D-73730 Esslingen
http://www.gesundheitspflege.de
http://www.maennerleben.com

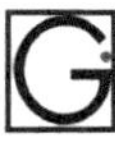

Druck: Booksfactory

ISBN 978-3-932161-92-6

Inhalt

Vorwort

Am 19. Mai 2023 war ich als Vortragsrednerin in das *Forum 3* in Stuttgart eingeladen, um zum Thema *Gesund aufwachsen in der digitalen Medienwelt* zu sprechen. Die im Vortrag aufgeworfenen Fragen wurden im Gespräch lebhaft diskutiert.
Als mir Joachim Keding – der mit mir schon manches Buchprojekt verwirklicht hat – aufgrund des Interesses vorschlug, diese Inhalte einem breiteren Leserkreis zugänglich zu machen, stimmte ich gerne zu. Das Thema liegt mir am Herzen. Entsprechend wurde der aufgezeichnete Vortrag transkribiert und für den Druck nochmals gründlich überarbeitet und ergänzt.

Ich hoffe, dass dieses kleine Buch dazu beitragen kann, dass künftig in Kindheit und Jugend mit den digitalen Endgeräten sensibler und bewusster umgegangen wird. Denn, was für ältere Jugendliche und Erwachsene – bei kontrolliertem Gebrauch – kein Problem ist, bedeutet für Kinder und Jugendliche vor dem 15., 16. Lebensjahr eine Gefahr für die körperliche und seelische Entwicklung.

Michaeli 2023 *Michaela Glöckler*

Digitalisierung an Schulen – ein großangelegtes Experiment ohne wissenschaftliche Grundlage

Am 29. Juni 2023 titulierte die Neue Züricher Zeitung ihren Gastkommentar: *Vorpreschen first, Bedenken second – über die unheilvolle Turbodigitalisierung im schulischen Bereich*. Der Verfasser Klaus Zierer (Ordinarius für Schulpädagogik an der Universität Augsburg) empfiehlt, skeptische Stimmen ernst zu nehmen. Nicht nur, weil es inzwischen viele davon gibt, einschließlich der Empfehlung des Bundesrechnungshofs in Deutschland, den Digitalpakt einzustellen, da die Verwendung der immensen Mittel schwer kontrollierbar und die positive Wirksamkeit des Einsatzes der digitalen Endgeräte nicht nachgewiesen sei. Zierer schreibt:
Seit über zehn Jahren gehen gerade in Deutschland die Lernleistungen zurück. Die Quoten derjenigen steigen, die nicht einmal die Mindeststandards beim Lesen, Rechnen und Schreiben erreichen, soziale Auffälligkeiten nehmen zu und auch psychosomatische Erkrankungen, wie Essstörungen und Online-Sucht. Und doch geht die Bildungspolitik den Weg, der in diese Krise[1] geführt hat, unbeirrt weiter. Wie soll man das verstehen? Zierer warnt: *So wird diese Bildungskrise über kurz oder lang zu einer Demokratiekrise und zu einer Wirtschaftskrise führen – die ersten*

Anzeichen sind bereits sichtbar, zumindest für diejenigen, die sie sehen wollen.
Wieso aber gehen die wirtschaftspolitischen Motivationen geradezu gnadenlos über das Kindes- und Jugendwohl hinweg? Denn ein wissenschaftliches Fundament für diese undemokratisch durchgeführte Turbo-Digitalisierung gibt es nicht. Würde man ein solches schätzen – aus Liebe zu den Kindern und Jugendlichen – so müssten zunächst großangelegte prospektive Langzeitstudien über mindestens 16 Jahre durchgeführt werden. Studien, in denen tausende Familien sich freiwillig entscheiden, ob sie ihre Kinder in der Schule bildschirmfrei erziehen oder am Experiment des digitalen Wandels in der Schule teilnehmen wollen. Eine solche Studie müsste wirtschaftsunabhängig finanziert werden und von unabhängigen Gutachtern ausgewertet, die dann ihre Empfehlungen an die politisch Verantwortlichen abgeben würden. Denn dass die IT-Wirtschaft größtes Interesse daran hat, gerade an die Daten von Kindern und Jugendlichen heranzukommen, ist aus ihrer Sicht gut verständlich. Denn wer am schnellsten die meisten Daten hat, ist weltweit im Vorteil. Selbiges gilt für die Politik – das hat in überwältigender Klarheit die Art und Weise gezeigt, wie das Covid-19-Pandemiemanagement durchgeführt wurde. Auch in der Schweiz wird selbstverständlich die *Contakt*

Tracing Nachverfolgung, die jetzt installiert ist, beibehalten für ähnliche Fälle in der Zukunft, wo dies nötig erscheint. Wie viel Einfluss dann aber die Zivilgesellschaft auf eine solche Entscheidung hat, dürfte eher bescheiden sein. Denn die WHO plant ohnehin für die nächste Pandemie, ein von ihr koordiniertes Vorgehen. Und da das WHO-Pandemiezentrum in Berlin noch durch Angela Merkel eröffnet worden ist, kann man sich schon ausmalen, wie das dann auch weltweit aussehen wird. Deutschland war ein Land mit den striktesten Maßnahmen – auch im Bezug auf Schulschließungen.
Um was geht es also? Selbstverständlich ist der digitale Wandel nicht aufzuhalten! Wir können aber immer besser lernen, die Technik wirklich nur da einzusetzen, wo sie sinnvoll und nötig ist – und vor allem: Wo sie dient! Um das zu lernen – insbesondere im Hinblick auf die sich entwickelnden jungen Menschen – braucht es gediegene Kenntnisse von den Gesetzmäßigkeiten der Entwicklung.
Da möchte ich zunächst auf den wissenschaftlichen Bestseller von Thomas Fuchs[2] hinweisen, dessen Titel bereits das Entscheidende zum Ausdruck bringt: *Das Gehirn – ein Beziehungsorgan*. D. h., das Gehirn bildet sich in der Beziehung zwischen dem Körper des Kindes und der Art und Weise, wie das Kind und der Jugendliche, diesen Körper aktiv gebraucht in der

Interaktion mit seiner analogen Umwelt. Das Gehirn muss alles verarbeiten, was das heranwachsende Kind wahrnimmt, fühlt und vor allem, mit seinem Körper unternimmt. Es bringt über die Sinne und seine Motorik diesen Körper nicht nur in Beziehung mit der Umwelt, sondern braucht diese auch zur Entwicklung einer gesunden Orientierung in Raum und Zeit und der gegenständlichen Welt. Das Gehirn ist alles andere als ein Computer. Es ist ein hochkomplexes lebendiges Organ, was zwischen der Umwelt und dem Körper die Beziehung herstellt und sich dadurch entwickelt. D. h. je aktiver und differenzierter sich der in Entwicklung begriffene Körper in seiner Umwelt betätigen lernt, umso kompetenter und differenzierter entwickelt sich das Gehirn. Nicht umsonst spricht man insbesondere in der Vorschulzeit von der sensomotorischen Intelligenz-Entwicklung. D. h. es braucht die kindliche Neugier, das eigenständige Wahrnehmen über die Sinne, dann den Nachahmungsvorgang, unter Einbezug der ganzkörperlichen Motorik, damit gesunde Hirnstrukturen heranreifen können.

Der deutsche Dichter Friedrich Schiller – seiner akademischen Ausbildung nach Arzt – lässt in seinem Drama *Wallenstein* den Protagonisten sagen: *Es ist der Geist, der sich den Körper baut.* Dieser Tatbestand wird durch die moderne Gehirn-Plastizitätsforschung und Embodyment-Theorie umfänglich bestätigt.

Warum werden diese fundamentalen Kenntnisse aus der Neurobiologie für Methodik und Didaktik des Unterrichts nicht konsequent angewendet?

Es widerspricht dieser Tatbestand offenbar zu krass dem derzeit herrschenden naturwissenschaftlich-reduktionistischen Erkenntnisansatz, welcher versucht, alles Mentale, Geistige als Ergebnis materieller Vorgänge zu erklären, die nach dem Zufallsprinzip hochkomplex zustande kommen sollen. Seit 300 Jahren versuchen immer mehr kluge Köpfe, die Evolution und mit ihr den Menschen, umgekehrt zu denken, weil man mit dem Begriff *Geist* offenbar nichts mehr anfangen kann. So geht die herrschende Denkweise, an die sich durch Erziehung und Bildung der Mainstream der Menschen seit Generationen gewöhnt hat, umgekehrt vor: Am Anfang war der Urknall und dann haben sich im Laufe langer Zeiträume hochintelligente Strukturen aus dem Chaos der Substanzen entwickelt. Es spricht ja nichts dagegen, dass man so den Menschen und den Gang der Schöpfung verstehen möchte – die Frage ist aber doch, warum gerade dieser Erkenntnisansatz so attraktiv ist – obwohl man ihn weder beweisen kann, noch der Gedanke besonders schön ist, dass wir alle Zufallsprodukte sind. Die Attraktivität dieses Ansatzes beruht auf seiner reinen *objektiven* Wissenschaftlichkeit. Das heisst, man kann sich danach richten, damit arbeiten, sich darauf als bestimmte Fakten berufen – aber er hat mit dem Subjekt Mensch nichts zu tun. Daher ist diese Art Wissenschaft auch frei von ethisch-moralischen Vorstellungen oder gar Werten. Dieses Defizit wurde vor allem nach dem Zweiten Weltkrieg zunehmend bewusst, weswegen es jetzt für die Forschung immer mehr ethische Komitees gibt, die Anliegen, Durchführung und mögliche Konsequenzen der Forschung im Vorhinein bedenken müssen. So versucht man zwar an den negativen Folgeerscheinungen wie an Symptomen zu korrigieren, im Prinzip ändert sich aber an dieser unmenschlichen Denkweise nichts. Warum ist auch diese so attraktiv? Das liberalistisch-kapitalistische Wirtschaftssystem macht es deutlich. Es erlaubt – ohne demokratische Kontrolle seitens der Bevölkerung und mit nur geringen politischen Einschränkungen – je nach System und Korruptheit der Regierungen – große Massenexperimente zu machen, ökologische Katastrophen in Kauf zu nehmen, technische Anwendung zu realisieren mithilfe modernster Waffensysteme – was unsägliches Leid für

Natur und Mensch bedeutet – ohne sich dafür moralisch verantwortlich fühlen zu können oder zu müssen. Denn: Könnten die Verantwortlichen empfinden, wie destruktiv es ist, was heute geschieht, dann würden sie es mit Sicherheit nicht tun. Doch dieser *objektive* wissenschaftliche Intellekt hat sich säuberlich vom Gefühl des gesunden Zusammenhangs mit der Lebenswirklichkeit getrennt. Jüngstes Beispiel ist der Krieg in der Ukraine. Wie viel Aktivität wird in den Machtpoker zweier Systeme und ihrer Waffen gesteckt – und wie wenig Aktivität auf diplomatischem Felde steht dem gegenüber. So merkwürdig es klingt: Es ist viel leichter Krieg zu führen und seine Aggressionen auszuleben, als Bedingungen für Frieden zu schaffen dadurch, dass man sich viel Zeit für Verhandlungen nimmt, modernste Mediations- und Kommunikationstechniken nutzt, um Kompromisse auszuhandeln aus Liebe zum Leben und zu den Menschen! Deeskalationsstrategien brauchen auf moralischem Felde mindestens ebenso viel Initiative, Inspiration, Engagement, harte Verhandlungsarbeit, wie die Kriegsarbeit auf materiellem Felde. Doch der gute Wille, die Energien in diese Richtung einzusetzen, ist bei den derzeit politisch Verantwortlichen kaum wahrnehmbar. Die wenigen Verhandlungs- und Gesprächsversuche waren kurz und endeten immer rasch in dem Schluss, dass der andere sich nicht bewegt. Aber wie soll sich etwas bewegen, wenn jede Seite auf ihrer Maximalforderung beharrt? Hier weiss die Konfliktforschung schon längst (nachzulesen zB. bei dem Konfliktforscher Friedrich Glasl[3]), dass in einer solchen Konfrontation und Pattsituation, die Mediation der einzige Weg zu einer friedlichen Lösung ist. Sonst herrscht gnadenlos das Recht des Stärkeren – dies ist aber eins der unmenschlichsten Rechte, d. h. dieses Recht ist eigentlich menschliches Unrecht. Mit Gerechtigkeit hat es nichts zu tun. Zu wissen – wie effizient eine gute Mediation sein kann – und ein solches Wissen nicht engagiert zum Einsatz zu bringen, weil Macht- und Profitinteressen im Vordergrund stehen, das zeigt einmal mehr, wie das Leben leiden muss, wenn sich Wissen und Moral trennen. Der schlimmste Schaden ist, dass man das Gefühl und damit auch die Fähigkeit und Empathie verliert für das, was man denkt und tut. Dann lässt es einen kalt, wenn Millionen andere leiden – Hauptsache die eigenen Interessen gedeihen und es geht einem selber gut. – Was will ich damit sagen?

Die wahre Ursache für all die Katastrophen insbesondere des 20. und 21. Jahrhunderts liegt ganz schlicht in der materialistischen Denkweise begründet, an die wir von klein auf, durch Erziehung und Bildung gewöhnt werden. Moral wird so zur Privatsache und nicht zum Fundament sozialer Verantwortung. Es beraubt uns dieser kalte, objektive Erkenntnisansatz, sozusagen unserer großen Mitverantwortung für die Schöpfung, *befreit* uns gewissermaßen von ihr. Wenn letztlich alles zufallsgesteuert ist, tragen ja auch letztlich nicht wir Menschen die Verantwortung, sondern der Zufall. Dann wird aber auch voll verständlich, warum der digitale Wandel mit solcher Macht vorangetrieben wird und die Sicht auf den Menschen sich so verengt, dass Sicherheit und Steuerbarkeit aller menschlichen und sozialen Prozesse zum großen Ideal werden. Ja mehr noch – die transhumanistische Ideologie träumt von dem Zukunftsmenschen, als dem perfekten allwissenden Computer, der das biologische Leben hinter sich gelassen hat und als reiner Bewusstseins-Avatar seiner selbst, *ewig* auf der Erde lebt. Doch so wenig man auf dem Felde der Biologie die Master Gene finden wird, die Master Strukturen, mittels derer der Mensch sicher genetisch gesteuert werden kann, so wenig erträglich ist auf Dauer ein Leben auf der Erde, in dem kein Raum mehr bleibt für individuelle Entwicklung und Selbstbestimmung. Wenn das Ideal der Freiheit durch das Ideal der Sicherheit ersetzt wird, und das Ideal der Liebe durch technisch perfektionierte Kommunikationsstrategien, dann wird es für noch biologisch Lebende, immer unmenschlicher.

Doch es gibt auch großartige Gegenbewegungen – insbesondere im Bereich der modernen Lebenswissenschaften, in denen immer mehr Ergebnisse zutage treten, die zeigen, wie interaktiv jede Entwicklung zwischen Individuum und Umwelt ist. Dieses interaktive voneinander abhängig sein, gilt auch für den menschlichen Organismus selber mit Bezug auf seine inneren Organe. Bislang wurde ja das Bewusstsein für ein komplexes Ergebnis neurochemischer Hirnaktivität gehalten. Inzwischen hat aber die Mikrobiom-Forschung[4] hinlänglich gezeigt, dass es auch Bakterien im Darm sind, die ebenfalls nahezu alle Neurotransmitter produzieren und an das Blut abgeben können – d. h., es ist nicht egal für die Gehirnaktivität, was wir essen, wie wir verdauen etc., was das Herz auf der Blutebene als integrierende Gesamtwahrnehmung des Gesundheitszustandes des Organismus leisten muss. Es sind insbesondere die rhythmischen Funktionen des Herz/Kreislaufsystems, die permanent Signale an das Gehirn senden und so das Bewusstsein unseres Wohl- oder Missempfindens beeinflussen[5]. Sowohl die Exterozeption als auch die Interozeption kommen hier in Betracht, als die bestimmenden Größen der Qualität unseres Bewusstseins. Exterozeption umfasst alles, was von außen wahrgenommen wird. Interozeption alles, was innerhalb der eigenen Körperlichkeit wahrgenommen wird. Und gemäß dieser externen und internen Wahrnehmungen bildet sich das Gehirn und mit ihm unser Bewussseinszustand. Diese neuen Erkenntnisse sind begeisternd. Und so ist es verständlich, dass der oben genannte Autor Thomas Fuchs, bei einer großen, internationalen Tagung zur Hirnforschung, stehenden Applaus bekam für sein Buch *Das Gehirn, ein Beziehungsorgan.* Denn da werden die Grundlagen beschrieben, auf deren Basis von verschiedenen Forscherteams, weitere organbezogene Einzelheiten sich allmählich zu einem komplexen Gesamtbild formen. Damit kommt die Forschung dem Leben und mit ihm, auch der Moral wieder näher. Zu behaupten, das Gehirn manipuliere und steuere alles, ist schlicht nicht wahr und wird durch solche Forschungen widerlegt. Denn es bildet sich das Gehirn an den Lebensfunktionen, an der Art der Wahrnehmung an der Art, *wie* der Mensch isst, wie regelmäßig, wie er verdaut, *was* er isst – alles kann mitsteuern und zur Kognition und Bewusstseinsbildung beitragen. Doch wird es noch lange dauern, bis dieser lebenswissenschaftliche Erkenntnisansatz ernsthaft von der derzeit herrschenden akademischen Scientific Community als zumindest gleichwertig dem reduktionistischen gegenüber akzeptiert werden wird.

Wie wirkt sich die Bildschirmzeit im Kindes- und frühen Jugendalter auf die Gehirnreifung aus?

Doch nun zum Bildschirm und seinem Einfluss auf die Entwicklung der Kinder und Jugendlichen. Aus dem bisher Dargestellten kann bereits hervorgehen, dass der Bildschirm für die Gehirnentwicklung schon rein physiologisch ein Störfaktor ist. Er hat nichts, was die Beziehung des Gehirns zwischen Leib und realer Umwelt unterstützen könnte. Wohingegen er vieles bietet, was diesen gesunden Beziehungsvorgang stört. Selbstverständlich gelten die Gesichtspunkte, die ich jetzt vorbringen werde, nicht für den älteren Jugendlichen mit ausgereiftem Frontalhirn und schon gar nicht für den Erwachsenen. Ein entwickeltes Gehirn, mit reifem frontalem Kortex, also 16. bis 17./18. Lebensjahr, ist so weit aufgebaut, dass ihm Einflüsse durch die Bildschirmnutzung nicht mehr tiefgreifend schaden können – und schon gar nicht, wenn die Bildschirmzeit limitiert ist.
Wie wirkt sich Bildschirmzeit aber auf das in Entwicklung begriffene Gehirn physiologisch aus?
Die Wirklichkeit, die dort simuliert wird, stimmt an keiner Stelle mit der realen Lebenswirklichkeit überein. Es besteht keine Verbindung mit dem realen Raum-Zeiterleben, keine Farbe stimmt mit der Wirklichkeit überein, auch keine der Proportionen.

Die Dreidimensionalität ist aufgehoben, alles ist zweidimensional dargestellt. Auch unter Verwendung einer 3D-Brille ist kein realer Raum wahrnehmbar. Entsprechende Studien zeigen, dass die gefährdetste Altersgruppe die 10 bis 17jährigen Kinder und Jugendlichen sind. Das ist die Zeit, in der sich im Gehirn die Zentren bilden, die für die emotionale und soziale Reifung veranlagt sind. Findet hier keine altersgerechte tägliche, intensive Stimulation durch reale Kontakte und im Umgang mit integren Erwachsenen statt, so bleiben diese Strukturen unterentwickelt. Das betrifft insbesondere im Mittelhirn die Hippocampus-Region, als wesentlicher Teil des limbischen Systems. Diese Struktur entwickelt sich erst zwischen dem 7. und 14. Lebensjahr analog zur Vorpubertät und Pubertät. Was in den ersten sieben Lebensjahren für die Intelligenzentwicklung entscheidend ist: Die engagierte, interessierte, eigenständige Nachahmungstätigkeit in der realen Umwelt – dem entspricht in der Zeit bis zur Pubertät die Entwicklung der emotionalen Intelligenz, die sich durch die Art der Beziehungsgestaltung zu den Menschen in der Umgebung bildet. Jetzt geht es um die Qualität von Beziehungen – die Art, wie Sympathien und Antipathien ausgelebt werden und wie man lernt, diese zu steuern. Besonders wertvoll erweist sich dabei jede Form künstlerischer Betätigung.

Durch diese kann sich das Gefühlsleben besonders sensibel und differenziert entwickeln. Das liegt zum einen daran, dass künstlerisch tätig sein Freude macht. Zum anderen aber ist es eine Tätigkeit, an der man Entwicklung erleben kann und den Wunsch nach ständiger Verbesserung und Weiterentwicklung. Ein guter Künstler ist *nie am Ende.* Auch nach dem besten Konzert mit rauschendem Applaus, weiß der Künstler genau, wie er sich für ein nächstes Mal verbessern kann. So werden Freude am Üben[6], Ausdauer und Durchhalten gelernt – besonders, wenn man beispielsweise mit einer Gruppe gemeinsam singt, Musik macht oder malt. Da hat man zudem noch die Möglichkeit an den Fortschritten der anderen teilzunehmen und weiteres zu lernen. Auch wenn üben Kindern manchmal lästig ist, weil sie es noch nicht können und schätzen – so freut sie es doch, wenn sie merken oder es von einem Erwachsenen bestätigt bekommen, dass das Musikstück oder das Bild bereits einen Fortschritt bedeutet, gegenüber dem Zustand davor. Das Schöne an der Kunst ist, dass man hier lernt, dass Entwicklung immer weitergeht. Der Sinn für Entwicklung erwacht und die Freude an Veränderung, kreativer Neulanderschließung.

Wird der Kunstunterricht klein geschrieben oder gar ausgeblendet, so hat das gravierende Folgen für die emotionale Reifung. Wenn weder Schule noch Elternhaus, die Möglichkeit künstlerischer Betätigung bieten und auch sonst das Beziehungsleben zu Hause oder in der Schule defizitär sind bezüglich echter Freundschaften und Begegnungsmöglichkeiten, so ergeben sich jene emotionalen Schäden, von denen die Sucht nur eine ist. Depressionen und Aggressionen, innere Leere, ausgehöhlt sein, sind eigentlich die Leitsymptome eines schweren emotionalen Reifungsdefizits. Dazu gehört auch Empathieverlust und mangelnde Sozialkompetenz. Davon ist leider heute viel Unerfreuliches zu lesen. Besorgte Eltern, die nach solcher Lektüre erschrocken nachfragen, bekommen dann aber meist von den Fachleuten in ihrer Umgebung zu hören: *Limitieren und überwachen Sie die Bildschirmzeit – es darf einfach nicht zu viel sein. Wir leben ja im digitalen Zeitalter!*

Das ist typisch für das intellektuelle materialistisch-distanzierte Bewusstsein unserer Zeit. Man will die Angelegenheiten nicht wirklich durchdenken, den Problemen nicht an die Wurzel gehen – und schon gar nicht Verantwortung übernehmen. Alle Verantwortung wird derzeit noch von Seiten der Hersteller und der Politiker, an die Eltern delegiert. Die müssen doch wissen, wie weit man in dieser schönen neuen, allgegenwärtig-digitalisierten Welt jeweils gehen will bzw. in welchem Umfang man einen gewissen

Schutz aufbauen möchte. Da wird völlig außer acht gelassen, ob Eltern zu so einer kompetenten Begleitung in der Lage sind – schon allein, wenn beide berufstätig sind! Wie weit ein solches Denken vom Leben entfernt ist und unsäglich viele Kinder zu Schaden bringt, ganz abgesehen vom Leid der Eltern, ist einfach nur tieftraurig. Und man wartet angesichts des vielen Elends förmlich darauf, dass auch die für die Produktion und den digitalen Wandel in den Schulen Verantwortlichen, moralisch aufwachen.

Wie kann gesunde Entwicklung im digitalen Zeitalter aussehen?

Was können wir tun? Gegenwärtig wird der Schwarze Peter der Überwachung und der Kontrolle zwischen dem Gesetzgeber, den Gesundheitsämtern und den Eltern hin und her geschoben. Eltern fordern: Die Politik müsse – wie etwa in China oder aktuell auch in USA, wo in einem Bundesstaat TikTok probeweise abgeschaltet wird, – doch regulierend eingreifen. Mit der Begründung, solche Regulierung seien Elternrecht, werden die Eltern jedoch wieder auf sich selbst verwiesen. Es gäbe ja Überwachungs-Apps, mittels derer Regeln gesetzt und limitiert werden könne – damit müssten sich die Eltern eben

auseinandersetzen. Was aber, wenn Kinder schnell lernen, wie man diese Regel-App ausschaltet und die Eltern nicht zu Hause sind? Warum ist dann die Schule nicht wenigstens in der Pflicht? Denn die Bildschirmzeit zu Hause ist das eine. Die kostbaren Schulstunden jedoch das andere. So ist sehr zu begrüßen, dass Schweden inzwischen das Gesetz geändert hat und verfügt, dass alle Kindergärten bildschirmfrei sein müssen. Dasselbe müsste es aber überhaupt für die Schulzeit geben – zumindest bis zum 14. Lebensjahr.
Hinzu kommt, dass sich die Technik permanent weiterentwickelt. Für das Bedienen von schweren Baumaschinen, Industriemaschinen oder Auto-Produktionsmaschinen und elektronischen Fabrikationen ist es selbstverständlich, dass Mitarbeiter dafür gut ausgebildet werden, um diese Maschinen sachgerecht zu bedienen – das gilt auch für die Messtechnik, die ganze Labortechnik – dort benötigt man eine Ausbildung. Und ausgerechnet die Technik, die jetzt das menschliche Bewusstsein ersetzt, erleichtert und unterstützt, mit Information, Kommunikation, Handlungsoptionen und viel Spielangeboten zum Zeitvertreib, – all dieses ist so kinderleicht! Dafür braucht es so gut wie keine Ausbildung – oft richten Enkel ihren Omas das E-Mail ein. Es ist doch widersinnig: Im Laufe der Geschichte

hat der Mensch über lange Zeiträume erst selbst gearbeitet, bevor er die Arbeit an die Maschinen delegieren konnte. Entsprechend ist es sinnvoll, dass die Kinder in den ersten 14, besser noch 16 Lebensjahren diese Entwicklungszeit nutzen, um *selber* rechnen und *selber* denken zu lernen, *selber* kreativ tätig zu werden. Aber: Ausgerechnet beim wichtigsten Organ – dem Organ, in dem das Bewußtsein von der eigenen Autonomie erwacht und wo die höheren menschlichen Funktionen sich nur entwickeln können durch seelische und geistige, eigenständige Denk- und Gefühlsarbeit, sieht man im Zuge der Turbo-Digitalisierung zunehmend davon ab. Anstatt selber kreativ zu werden, lernt man kreativ mit den digitalen Medien umzugehen. Bevor sich die biologischen Grundlagen eigenständiger Kognition aufbauen konnten, wird sie dem Menschen von der KI schon abgenommen. Angesichts der Fülle der durch KI vermittelten Informationen reduziert sich nicht nur die Fähigkeit zur Konzentration und dem Lernen, Wesentliches von Unwesentlichem zu unterscheiden, sondern es entsteht auch ein oberflächlicher, distanzierter Bewusstseinszustand. Gewiss sind viele Kinder von sich aus clever und haben oft auch noch einen guten Instinkt oder haben Freunde, mit denen sie, statt Computer zu bedienen, auch andere, lebendigere Dinge unternehmen. Schon dann ist alles nur halb oder drittel so schlimm. Mir geht es jedoch darum, dass jedem Kind die Möglichkeit gegeben wird, sein eigenes Potenzial so weit als irgend möglich entfalten zu dürfen. Dazu braucht es drei elementare Grundeinsichten.

Drei elementare Grundeinsichten

Die Erste ist, zu verstehen: Der Körper ist keine Maschine. Er ist ein lebendiges Subjekt, ein beseeltes Subjekt, ja sogar ein geistkompetentes, selbstbewusstes Subjekt – und ganz sicher keine Maschine. Es gilt also eine Umgebung für das Kind zu schaffen, in dem es sich lebendig-interaktiv entwickeln kann.

Zweitens gilt es die Frage zu stellen, was uns Menschen im Leben am allermeisten Freude bereitet? Die Antwort ist klar: Wenn wir das tun dürfen, was wir gerne tun wollen. Und wenn man Kinder beobachtet, die entdecken, untersuchen, machen und spielen dürfen, ihrem Nachahmungs- und Tätigkeitsdrang folgen dürfen, dann sind sie glücklich. Als *Selbstwirksamkeit* wird dies von Psychologen heute bezeichnet. Selbstaktivität, Autonomieerprobung, gehören zum Fundament, um ein gesundes Selbstbewusstsein zu entwickeln. Nur am freudigen

Tätigsein, in der aktiven Teilhabe am Leben der Umgebung, kann sich ein gesundes Selbstbewusstsein aufbauen. Handeln aus Pflicht, aufgrund vorgegebener Direktiven oder aus Angst vor schlechten Noten, wirkt einer solchen Lebensfreude und Handeln aus eigenem Antrieb entgegen. Auch das anerzogene Bedürfnis, das eigene Tun mit den Leistungen der anderen zu vergleichen, weil das *besser-sein-können* oder *-wollen* als andere gefragt ist, bedeutet keinen Entwicklungsanreiz für ein gesundes Selbstwertgefühl. Dieses entsteht dann, wenn man selber ein Bewusstsein für den eigenen Fortschritt und die eigene Leistung entwickelt und erlebt, wie dies seitens der Erwachsenen gesehen und individuell geschätzt wird. Jedes Kind, jeder Jugendliche ist doch eine Individualität – mit welchem Recht bezieht man seine Leistung auf einen abstrakten Mittelwert, mit den Abweichungen nach oben (gut bis sehr gut) und nach unten (weniger gut bis schlecht).

Wer so gemessen wird, wird entweder zur arroganten Höherbewertung des eigenen Selbst über andere erzogen oder aber erlebt ständig die Abwertung des weniger Gutseins im Vergleich mit den anderen. Beides ist der Entwicklung eines gesunden Selbstbewusstseins nicht förderlich. D. h. eine Erziehung, die auf den Ehrgeiz Wert legt und mit Lob und Strafe arbeitet, kann zur Entwicklung eines gesunden Gefühlslebens und Sozialverhaltens nichts beitragen. Und wenn in diesem Alter nun das Smartphone[7] zum permanenten Begleiter wird und täglich Stunden in den sozialen Netzwerken verbracht werden, entwickelt sich die Neigung, zu denken: Wie werde ich meinen InfluenzerInnen ähnlich? Wie muss ich mich weiter selbst optimieren, um es den anderen gleich zu tun? oder: Jetzt hab ich schon wieder Wichtiges verpasst, weil ich mein Smartphone schon abschalten musste. Denn manche Apps sind so eingerichtet, dass nach 24 Stunden alles gelöscht wird. Das heißt viele Kinder und Jugendliche sind diesbezüglich ständig in Sorge und müssen immer wieder anschalten und prüfen, damit sie nichts Wichtiges verpassen. Es ist raffiniert: Es wird sozusagen die Selbstwirksamkeit wie abgefangen und durch eine Fremdbestimmung ersetzt. Die Selbstwirksamkeit reduziert sich auf reaktive Verhaltensmuster. Man wird zum Reagierer, zum Anpasser an das, was von den Softwares vorgegeben wird. Die Kinder und Jugendlichen werden regelrecht konditioniert zu modernen *digital natives.* Die eigene Entwicklung aber bleibt rudimentär.

Der dritte Aspekt ist die Beachtung der Großwetterlage unserer globalen, in Richtung Transhumanismus wandernden Überwachungskultur.

Durch die oben genannte Konditionierung, durch die genannten Aspekte, die zur Schwächung von Selbstwertgefühl und Selbstbewusstsein beitragen, wachsen Angst und Unsicherheiten, die ihrerseits ein zunehmendes Bedürfnis nach Sicherheit nach sich ziehen. Verunsicherte Menschen suchen nach Kontrolle, billigen mehr Überwachung und akzeptieren immer mehr Regeln. Auch die allgegenwärtig wachsende Bürokratisierung erhöht den Anpassungsdruck. Und die Gestaltungsräume, in denen noch individuelles Urteilen gelernt werden kann, wo Überlegen und freies Entscheiden geübt werden können, – was passt für mich, was ist gut für den anderen, – die werden langsam aber stetig immer enger. Manche Menschen sind schon daran gewöhnt, zu fragen: An was muss ich mich jetzt halten? Nach was muss ich mich jetzt richten? Wie sind jetzt die Bestimmungen? Was sind die Regeln? Das aber sind typische Charakteristika einer Anpassungskultur, die sich immer mehr durchsetzt.

Was also können wir tun? Insbesondere, wenn wir wenig Zeit haben?
Wer die drei hier genannten Grundannahmen für sich verinnerlichen kann, wem sie einleuchten als fundamental für ein gesundes Leben, der wird auch Kindern und Jugendlichen eine klare Haltung vor-

leben können: Bei uns gibt es das Smartphone erst ab 16, wir suchen eine Schule, die mit *bildschirmfrei* punktet oder zumindest ein komplettes Handyverbot fordert, in der auch Respekt gegenüber Minderheiten gelebt wird – und das Kind und sein Wohlergehen im Mittelpunkt stehen. Inzwischen gibt es ja auch Waldorfschulen, wo die Kompromisse mit den Smartphones und den Klassen-Chat-Gruppen schon ziemlich weit gehen. Da braucht es dann den Respekt gegenüber den wenigen Familien, die sich da nicht anschließen wollen und die entsprechend auf konventionellem Wege informiert werden müssen. Es ist bedauerlich, dass auch Erwachsene sich an dem moralischen Druck beteiligen der auf die Kinder ausgeübt wird, die aus Familien kommen, die aus tiefem Verständnis für eine gesunde Entwicklung die Bildschirmzeit in Kindheit und Jugend ablehnen. In meinem Buch: *Kita Kindergarten und Schule als Orte gesunder Entwicklung*[8] habe ich konkret für jedes einzelne Lebensjahr die Bedingungen gesunder Entwicklung geschildert. Dabei wird dann auch jeweils altersentsprechend auf den Bildschirm Bezug genommen. Ich hoffe sehr, dass Ihnen dieses Buch je nachdem, in welchem Alter ihre Kinder gerade sind, helfen wird, die beste Lösung und wo nötig den bestmöglichen Kompromiss für den Umgang mit den digitalen Endgeräten zu finden.

Doch nun höre ich gerne Ihre Fragen. – Sie sind ja zu diesem Vortrag gekommen, weil sie bezüglich ihrer eigenen Kinder Fragen zum Thema haben oder als professionelle Pädagoginnen und Pädagogen Interesse haben, ihre Kenntnisse zu erweitern.

Fragenbeantwortung

Was muss ich machen, wenn ich merke, das Kind oder der Jugendliche hat bereits ein problematisches Nutzungsverhalten oder ist am Rande der Sucht?

Die sensibelsten Altersstufen sind die von 10 bis 17 Jahren. Hier ist die Suchtgefahr am größten. Zu Hause herrscht zumeist eine Familienkultur, bei der die Eltern mit den Kindern auf Augenhöhe sein und nichts verbieten wollen. Die Eltern sehnen sich nach einem anstrengenden Arbeitstag verständlicherweise zu Hause nach Frieden. Nehmen wir außerdem an, die Schule wäre nicht in der Lage, den digitalen Einfluss in der erforderlichen Weise zu moderieren. Was kann ich machen als Mutter, Vater, Betroffener? Auf jeden Fall ist es hilfreich eine professionelle Beratungsstelle aufzusuchen, die es inzwischen weit verbreitet gibt und die man über die Gesundheitsämter erfragen kann. Parallel dazu, ist es hilfreich, sich mit anderen betroffenen Eltern und einigen am Kind interessierten PädagogInnen zusammenzusetzen und zu beraten, was man tun kann. Erfahrungen austauschen, zusammensitzen im Interesse der Entwicklung eines Kindes, schafft eine Atmosphäre, in der einem neue Gedanken kommen und wo man sich auch gegenseitig darin bestärkt, zum Beispiel doch auch unpopuläre Entscheidungen zu fällen und zu lernen klare Grenzen zu ziehen und den Kindern zu zeigen, dass Liebe nicht bedeutet, alles zu erlauben. Im Gegenteil – Liebe ist, wenn der Erwachsene weiß, was für das Kind im Moment das Beste ist und dies aufrecht und authentisch vertritt. Leider gibt es an vielen Schulen keine gute Kultur regelmäßiger Elternabende und Austausch innerhalb der Klassen-Elternschaft und beteiligten Lehrkräften. Wenn man aber selber Elterntreffen organisiert und beispielsweise zusammen einen Aufklärungsfilm sieht, wie beispielsweise den von Frau Professor Teuchert-Noodt – eine DVD von *diagnose:funk – Gesund aufwachsen in der digitalen Medienwelt* – und anschließend darüber diskutiert, so kann das schon sehr helfen. Dazu kann man dann auch den einen oder anderen Experten einladen und kann so auf diese Weise lernen, selber lernen, kompetent zu werden im Umgang mit den digitalen Endgeräten.

Was können wir tun, damit die Bildschirmzeit unserer Kinder in Schule und Freizeit möglichst gering bleibt?

Gute Schulen und Waldorfschulen haben eine kluge Handyregelung: Entweder herrscht Handyverbot in der Schule oder es wird das Smartphone bei Ankunft im Sekretariat abgegeben. Die Durchsetzung dieser Regel gelingt, weil eine klare Überzeugung dahintersteht, weil man sich bewusst dafür entschieden hat. Gott sei Dank gibt es solche Schulen und wirklich engagierte Pädagoginnen und Pädagogen. Im Silicon Valley haben wir die größte Dichte an Waldorfschulen, weil das, neben Montessori, ein beliebter Schultyp ist, in welche die High-Tech-Größen ihre Kinder gerne schicken. *Screen-Free, thats smart!* Gerade dort, wo man bereits Software für Babys programmiert, wissen die Fachleute gut, dass sie das mit ihren eigenen Kindern nicht machen wollen.

Wie aber schützen wir die Kinder in ihrer Freizeit? Da ist das wichtigste: Analoge Netzwerke aufbauen – mit gleichgesinnten Familien. Solche Netzwerke gibt es heute auch überregional und sie können überall vor Ort durch Initiative und sich Umhören entstehen. Aktive Eltern engagieren sich dort für ihre Kinder, denken über neue Schultypen nach, andere Erziehungsformen, suchen Analoges in Wald, Feld und Bauernhof. Wenn beispielsweise jedes Wochenende eine andere Familie bzw. einige aus dem Netzwerk die Betreuung einer kleinen Gruppe Kinder übernimmt und man Ausflüge macht, Hobbyaktivitäten anbietet, Gesprächsrunden, künstlerische und sportliche Tätigkeiten oder auch gemütliches Vorlesen und darüber sprechen etc., so verteilt sich die Anstrengung auf viele Schultern. Auch im Verwandten- und Bekanntenkreis, unter Ruheständlern findet sich durchaus der eine oder andere, der bereit ist, mit einem oder mehreren Kindern etwas zu unternehmen. Es braucht nur den klaren Willen dazu, und das sensible Wahrnehmen, für welche der Aktivitäten die Kinder und Jugendlichen besonders ansprechbar sind. Manchmal wird auch eine Band gegründet und intensiv Musik geübt – selbstverständlich ohne elektronische Verstärkung, um die Wahrnehmung auch für feinere Tonalität zu schulen. Die Kinder aus solchen Netzwerkfamilien können sich auch auf Eigeninitiative gegenseitig einladen und von sich aus Spannendes unternehmen. Es ist ja leider so: Alles, was von selber geht, birgt in sich die Gefahr, dass es tendenziell abwärts geht. Alles, was konstruktiv und entwicklungsfreundlich ist, kostet Energie und Arbeit. Tote Fische schwimmen abwärts, die lebendigen schwimmen – gerne – gegen den Strom. Wir Menschen müssen lernen, was die Fische ganz selbstverständlich können. Was jedoch dabei motiviert ist die Einsicht: Jede Stunde analoge, gesunde Wahrnehmung und Eigenaktivität trägt positiv zur Entwicklung des Gehirns bei: Jede eigene körperliche Tätigkeit, jede künstlerische Betätigung in der Natur, jedes kreative Gestalten, Hobbys in der Umwelt, die man mit wachen Sinnen wahrnimmt, dazu Gespräche mit netten, unterstützenden Erwachsenen und Kindern. Dabei auch zu lernen, sich zu streiten, sich wieder zu vertragen, Frustrationstoleranz zu entwickeln. All das, was später die Karriere erleichtert, läuft doch unter dem Stichwort *Kreativität und Sozialkompetenz.* Das kann durch solche Freizeitgestaltung gelernt werden. Jedes versäumte Jahr, jede versäumte Stunde bedeutet ein kleines Entwicklungsdefizit. Summiert sich das, so braucht es später größere Anstrengungen und unter Umständen auch therapeutische Unterstützung, um das Versäumte bis zu einem gewissen Grad nachholen zu können. Die Stimmung: Mit jeder Stunde, die ich es schaffe, das Kind, den Jugendlichen kreativ und unternehmerisch tätig sein zu lassen und ihm helfe, auch mal mit einem schwierigen Kumpan zurechtzukommen, ist ein echter Bonus für die Entwicklung. Was jedoch gar nicht hilft ist, darüber zu brüten, was alles schon verloren, versäumt ist und was man hätte besser machen können.

Negative Erfahrungen sind dazu da, für das Gute, Positive umso mehr wach zu werden und dann so viel als möglich zu tun, dass dieses Positive stärker wird.

Um dies abzurunden noch ein Erlebnis, was ich zu Beginn des 21. Jahrhunderts einmal im Zusammenhang mit einem Vortrag hatte, bei dem es um das Thema Sinnespflege und Sinnesentwicklung ging. Da bin ich auch auf die Medien zu sprechen gekommen, deren Gebrauch damals noch nicht so exzessiv war, wie heute. Am Ende, in der Aussprache, meldete sich ein Herr und sagte: *Ich habe zwei Buben, die sind 10 und 12 Jahre alt. Die sind klasse! Die haben beide ihre Play-Stationen im Schlafzimmer, sie sind technisch gut ausgerüstet und leben im 21. Jahrhundert. Ich bin selber Softwareentwickler. Alles, was Sie da sagen, ist ja schön und gut, aber: Ganz so schlimm ist es nicht. Meine Buben sind prächtig!*
Ich habe geantwortet: Ich gratuliere Ihnen – es freut mich, dass bei Ihnen offenbar alles so prima läuft. Trotzdem erlaube ich mir Ihnen zwei Fragen zu stellen: Haben Sie schon einmal überlegt, wie sich Ihre Kinder entwickelt hätten, wenn Sie sie voller Eigeninitiative in der analogen Umwelt hätten aufwachsen lassen? Ihre Feststellung, dass alles prima ist, entspricht einer Forschung, bei der die Kontrollgruppe

fehlt. Denn Sie wissen nicht, wie die Entwicklung ohne die Playstationen verlaufen wäre. Und zweitens: Die Tatsache, dass Sie hier sitzen, obwohl Sie doch alles richtigmachen zu Hause, zeigt mir, dass Sie selber ein aktiver, kreativer, interessierter Mensch sind und wahrscheinlich reden Sie auch mit Ihren Kindern zu Hause und haben auch eine inspirierende Familienkultur – schon das gleicht vieles aus. Für mich war immer interessant, darüber nachzudenken, dass die besten Softwareentwickler selber bildschirmfrei aufgewachsen sind und die ganzen Erfinder der Computertechnologie sowieso. Das war ja eine völlig neue Entwicklung, die es vorher so nicht gab. Wir Menschen sind in der Lage gerade Dinge zu schaffen, die wir nicht schon in der Schule gelernt haben!

Am Ende des Abends hat der Vater gewartet, bis sich die Zuhörerschaft verlaufen hatte. Er sagte dann in Gegenwart der Veranstalterin und mir:

Frau Glöckler Sie haben mich echt kalt erwischt – mir ist nämlich klar geworden, dass ich selber völlig analog auf dem Lande aufgewachsen bin! Und dieses Glück meiner Kindheit habe ich meinen Kindern bisher vorenthalten. Ich versichere Ihnen, wenn ich heute Abend heim komme, werde ich noch in der Nacht Technik aus den Schlafzimmern meiner Buben entfernen und mit ihnen andere Möglichkeiten der Freizeitgestaltung beraten.

Ein anderes Beispiel ist Jeff Bezos, der Amazon Gründer. Er ist ein Förderer der Montessori Bewegung in Amerika. In einem Interview mit ihm habe ich gelesen, dass er seine Kreativität und den Erfolg seiner Montessori-Erziehung verdanken würde. Es ist schön, dass Menschen wie er, das auch mal ehrlich sagen. Auch ein Bill Gates hat einmal in einem Interview mit der Washington Post eingeräumt, dass seine Tochter ihr Smartphone erst mit 14 Jahren bekommen habe. Ich habe es sehr bedauert, dass der Journalist nicht gefragt hat: Und warum lassen sie dann bereits Software für drei Monate alte Babys programmieren und natürlich auch Tablets, die am Nachttopf montiert sind und dem kleinen Kind bei der Toilette bereits interessante Eindrücke auf dem Display präsentieren? Ich stelle mir vor, dass er geantwortet hätte: Das ist wegen den Eltern, damit die Kinder beschäftigt sind. Das Display ist viel wirksamer, als der Schnuller. So ist es: Es stellt die Kleinen ruhig, indem es die Eigenaktivität zurückpusht. Der faszinierende Bildschirm saugt förmlich Aufmerksamkeit und Interesse des Kindes in sich herein und bindet so das sich verkörpernde Kind an die Welt der Technik mit der es dann wie eins wird. Es gewöhnt das Seelisch-Geistige des Kindes an eine enge Verbindung mit der Technik. Und so wird das neue Normal, dass mir die Technik sagt, wer ich bin und wie ich mich zu verhalten habe. Und so entsteht langsam und stetig eine große manipulierbare Menschenmasse. Aber das ist nicht mein Bild von Zukunft. Und deswegen bin ich froh, dass wir uns hier zusammenfinden, um darüber zu reden.

Eine Sache ist mir ein bisschen zu kurz gekommen, sie wurde ein paar Mal nur angerissen: Das Thema Vorbildfunktion.
Ein Kind das heute aufwächst, ist ja permanent von erwachsenen Bezugspersonen umgeben, die ein problematisches Smartphone-Verhalten an den Tag legen, so dass sie es nur normal empfinden, sich so zu verhalten. Also mit welchem Recht, verlangen wir jetzt von den Kindern, bessere Menschen zu sein, als wir?

Danke sehr für diese Frage! Es ist genauso wie Sie sagen – ich erlaube mir jedoch ein großes Aber: Entscheidend für das Kind ist das Verhalten der allernächsten Bezugspersonen. Wenn dort ein Umdenken stattfindet, so wirkt dies Vorbild um ein Vielfaches stärker, als was im weiteren Umfeld geschieht. Wenn aber die nächsten Bezugspersonen durch ihr Verhalten ständig demonstrieren: Der Bildschirm ist wichtiger als du, dann wird es später sehr schwierig sein, wenn von den Kindern Bildschirmabstinenz gefordert wird. Kinder orientieren sich an der Realität der Erwachsenen. Wie oft habe ich in der Kindersprechstunde erlebt, dass Kinder schreiend ins Arztzimmer reinkommen und die Mutter ganz erstaunt ist, weil sie das Kind doch schon tagelang auf den Arztbesuch vorbereitet hat, im Sinne von *Du brauchst keine Angst zu haben.* Das Kind hat jedoch nicht den Wortsinn ihrer wohlmeinenden Vorbereitungsreden begriffen, wohl aber die emotionale Ängstlichkeit der Mutter, das Kind könnte vielleicht unter der Spritze leiden .... Und entsprechend laut ist dann auch das Gebrüll.

Um das häusliche Milieu möglichst Bildschirmfrei zu halten, können die Eltern es sich zur Gewohnheit machen, wichtige Textnachrichten oder sonstige Botschaften beispielsweise auf der Toilette bzw. im Bad zu checken, wo man den Augen des Kindes entzogen ist. Was macht man nicht alles während der Schwangerschaft für sein Kind? Man richtet das Kinderzimmer ein, man kauft, man berät mit Freundinnen, man ist richtig beschäftigt und dann ist das Kleine da und jetzt geht es eigentlich erst richtig los. Was brauchst du? Kinder brauchen Bindung, brauchen Nähe, brauchen liebevolle Augen, die es sehen. Das genießen sie. Sie trinken förmlich das Interesse des Erwachsenen. Und wenn es nicht da ist, wenn Kinder nicht die liebevolle, alles verzeihende und trotzdem strenge Regeln setzende Liebe erfahren, fehlt ein entscheidender Faktor für die eigene Selbstfindung und Selbstbejahung.

Wenn man Dreijährige fragt, *wo soll's im Urlaub hingehen,* dann haben die das Gefühl, die Erwachsenen wissen nicht, was sie wollen. Sie ahmen dann Unsicherheit nach. Sicherheit kann ich nur nachahmen, wenn der Erwachsene weiß, was er will, eine klare innere Orientierung hat und mit diesem Rückgrat offen, interessiert und kompromissbereit im Leben steht. Auch Entscheidungsfreudigkeit kann ich nur nachahmen, wenn der Erwachsene sich entscheiden kann. Und wenn er eine Dummheit macht und sich entschuldigt, wird das auch nachgeahmt. Echtheit, Authentizität, Ehrlichkeit, wirklich erwachsen sein – das ist ein ideales Vorbild für Kinder. So wollen sie auch einmal werden! Wenn wir uns hingegen nicht wie Erwachsene benehmen, ist es für die Kinder auch schwer, erwachsen zu werden. Das möchte ich dick unterstreichen. Ich muss aber auch sagen, die jüngeren Erwachsenen sind schon die dritte oder vierte Bildschirm-Generation. Das heißt, es ist schon viel an Kreativität und Eigenständigkeit gar nicht mehr da. Und deswegen wird auch immer mehr gefragt. Ganz elementare Sachen werden gefragt, weil man sich die Antwort durch selber nachdenken nicht geben kann. Daher ist es so wichtig, sich mit ein paar betroffenen Eltern zusammen zu tun und aktiv über das Netz, in der Nachbarschaft, über die Schule, über den Kindergarten, nach Gleichgesinnten zu suchen. Denn was der eine nicht weiß, weiß der andere – und so kann man vieles untereinander schon klären. Wir können davon ausgehen, dass etwa 80 Prozent der Menschen dem sogenannten Mainstream angehören. 20 Prozent hingegen suchen etwas anderes, schwimmen gegen den Strom.

Können Sie noch etwas zur kindlichen Entwicklung sagen? Gibt es so etwas wie Meilensteine?

Ja die gibt es! Am deutlichsten sieht man das in den ersten drei Lebensjahren.

Meilensteine in der Entwicklung der ersten sieben Lebensjahre

Im ersten Lebensjahr fokussiert sich das ganze Interesse der Kleinkinder darauf, den Körper beherrschen zu lernen, bis hin zum aufrechten Stand und zum freien Gehen. Dabei ist die größte Unterstützung das Auge und der Tastsinn. Die Kinder sind sozusagen *ganz Auge.* Wenn ich im Rahmen meiner schul- und kinderärztlichen Tätigkeit mit dem Problem der Aufmerksamkeitsdefizite zu tun hatte, habe ich mich insbesondere für das erste Lebensjahr interessiert: Wie war zum Beispiel der Kinderwagen orientiert? Wurde das Kind mit dem Gesicht voran in die anonym vorbeiströmende Menschenmasse oder in das sonst vorbeiziehende Umfeld geschoben, sodass die Augen ständig Neues sahen, jedoch nirgendwo ruhig verweilen konnten? Oder war der Kinderwagen so, dass das Baby, das Kleinkind immer dasselbe, liebe Gesicht des schiebenden Erwachsenen mit vielen mimischen Modifikationen sehen konnte? Ich leide Qualen, wenn ich sehe, wie die Kinder durch die Gegend geschoben werden und durch die Kaufhäuser, weil ich weiß, das gibt in der Schule Probleme und unter Umständen Konzentrationsschwächen für das ganze Leben. Das Gehirn als Beziehungsorgan konnte in der wichtigsten Prägezeit, das *sich-konzentrieren* und *-fokussieren-auf-Wesentliches*, nicht lernen. Der wesentliche Meilenstein im ersten Lebensjahr ist die Aufrichtung im Raum und das Erste, sich in diesem Raum zu orientieren. Da ist weniger mehr! Da braucht es Zeit und emsiges Üben immer wieder auf dasselbe Ziel hin.

Im zweiten Jahr hingegen geht die Aufmerksamkeit bereits in hohem Maß aus dem Raum heraus, herein in die Zeit. Jetzt ist hörendes Lernen angesagt, das Wahrnehmen von Prozessen wird interessant: Am liebsten lässt man den Wasserhahn laufen. Weil das so ein schöner Prozess ist, ja. Auch die Sprache verläuft in der Zeit und die einzelnen Laute müssen in diesem Zeitverlauf gut unterschieden werden, wenn ordentliches Sprechen gelernt werden soll. Das Sprechen entwickelt sich durch das Hören, deswegen braucht es in diesem Lebensalter ein möglichst geräuscharmes (kein laufender Fernseher, Radio, DVD etc. im Hintergrund) Umfeld, in dem sich das Kind klar akustisch orientieren lernen kann.

Und wieder eine andere Welt ist das dritte Lebensjahr. Jetzt geht es nicht nur heraus aus dem Raum sondern auch aus der Zeit – erstmals erwacht das Bewusstsein für die Welt der Gedanken. Es wird dies dadurch möglich, dass das Kind – das vorher selbstverständlich unbewusst schon Gedanken hatte – jetzt plötzlich einen Gedanken auf sich selbst als Objekt bezieht. Es ist dies der Gedanke *ich bin ich.* Diesen Gedanken muss man selber denken. Man kann das damit verbundene Identitätserlebnis nicht per Nachahmung übernehmen. Ab diesem besonderen Bewusstseinsmoment in der frühen Kindheit, wissen wir von uns selbst und bewahren diese erste Erinnerung als Beginn unseres Ich - bewussten Lebens durch unsere ganze Biografie. Was vor diesem Moment war, nennen wir in der Entwicklungspsychologie die kindliche Amnesie, d. h. die Zeit, an die wir uns nicht erinnern können.

Wenn diese drei Meilensteine erreicht sind, kann dann im vierten Jahr geübt werden, diese drei Kategorien: Raum, Zeit und denkendes Bewusstsein in ihrem Zusammenhang zu üben: Dabei helfen dem Kind seine beiden Lieblingsworte: *Warum?* und *Noch mal!* Mit diesen beiden Zauberworten halten die Kinder die Erwachsenen in ihrem Umfeld auf Trab. Da wird geredet, wiederholt, schöne Verslein immer wieder gesagt – bis dann irgendwann der Erwachsene es zum letzten Mal wiederholt oder aber die Warum-Endlosschleife durch ein schönes Bild zum Abschluss bringt. Die Prägephase für das Üben, für das Wiederholen findet in diesem Lebensjahr statt.

Konnte das Gehirn sich durch diese Aktivität gut strukturieren, so wird das Kind später keine Probleme haben beim Üben, beim Lernen, bis etwas gekonnt wird. Wenn man dies als Erwachsener verstanden hat, so wird man auch etwas länger durchhalten zum Beispiel beim Hoppe-hoppe-Reiter-Spiel. Dann wird man es irgendwann zum letzten Mal machen, dann zum allerletzten Mal und schließlich zum allerallerletzten Mal! Und zudem wird bei diesem Vorgang menschliche Beziehung *getankt* und Freude an der Begegnung, am Interesse am anderen, Zuwendung.

Im fünften Jahr wieder eine völlig andere Welt: Prägephase der Fantasie. Natürlich haben die Kinder auch vorher Fantasie, ganz abgesehen von der Tatsache, dass Meilensteine Durchschnittsorientierungen sind, die im Einzelfall sehr individuell früher oder später oder auch ein wenig sich überlagernd auftreten können. Die Hauptprägezeit ist aber das fünfte Jahr. Was ist Fantasie? Die Kinder entdecken: Mein Denken ist stärker als das, was ich sehe. Ich gebe den Objekten ihren Namen, ihren Sinn. Ich sehe mehr, als das, was da ist. Und dann ist ein Stock mal ein Staubsauger und mal ein Regenschirm und mal ein Zepter. Und mal stützt er ein Zeltdach. Oder man balanciert darauf.

Unglaublich die Freude, die Kinder erleben, wenn sie ihre Macht über die Sinneswelt erleben und mit anderen teilen. Hier veranlagt sich das Vermögen Neues zu erfinden, etwas zu denken, was es noch nicht gibt und sich zu fragen, wie man es realisieren kann. Ohne Fantasie kein schöpferisches Vermögen.

Im sechsten Jahr hingegen beginnt bereits ein neuer Realitätsbezug. Da wollen die Kinder plötzlich so spielen, *wie in Wirklichkeit*. Da muss – beim Taufe spielen – ein anständiges Taufdeckchen da sein. Ich erinnere mich selber auch noch deutlich an den Moment in meiner Kindheit, wo meine Geschwister und ich im Kaufladen nicht mehr mit Bohnen, Erbsen und Linsen bezahlen wollten, sondern mit Geld, das aussieht *wie echt*. Da haben wir dann Münzen durchgedrückt auf Papier, weil unsere Eltern kein Geld hatten, um Spielgeld für Kinder zu kaufen. So haben wir dann die mit dem Bleistift angefertigten Konturen der Münzen sorgfältig kreisrund ausgeschnitten und dann mit diesem Papiergeld im Kaufladen bezahlt. Das ist eine Phase, das sind vielleicht ein paar Monate, dann ist es auch wieder vorbei. Ich habe einen Neffen, der mir in diesem Alter ein Bild gemalt und zu Weihnachten geschenkt hat. Da er oft mit seinem Vater nach Basel geflogen ist, war auf diesem Bild ein Flugzeug zu sehen, mit allen möglichen Details, die er mir erklärte. Ich habe dann gefragt, wie kommt man denn aus dem Flugzeug raus? Er hatte die Gangway vergessen. Und dann diese Freude, das Detail auch noch zu malen und der Tante zu zeigen: *Da* kommt man raus! Da ist plötzlich diese Liebe zum Detail und zur Realität da – deswegen ist es auch so wichtig, in Ruhe ihre Bilder anzuschauen und sich von den Kindern erklären zu lassen, was sie da gemalt haben.

Und im siebten Jahr?
Wieder eine neue kognitive Qualität. In diesen ersten sieben Jahren entwickelt sich das Gehirn am stürmischsten. Bis zur Vorpubertät, bis zum neunten Jahr sind gut 90 Prozent der gesamten Gehirnentwicklung und Vernetzung bereits geschehen. Deswegen sind diese ersten neun Jahre die allerwichtigsten für die spätere Kognition. Aber die Kognition bildet sich eben durch diese Aktivitäten und gerade nicht durch frühes Lesen- und Schreiben lernen und schon gar nicht durch dieses hier *(zeigt ein Smartphone)*. Der Meilenstein im siebten Lebensjahr ist das Auftreten der sogenannten abstrakten Erinnerungsfähigkeit. Jetzt kann ein Kind etwas, was es nur einmal irgendwo gesehen hat, an einem anderen Ort und zu einer anderen Zeit, wieder erin-

nern. Das ist das wichtigste Schulreifezeichen. Dass die Kinder zu Hause noch wissen, was die Hausaufgabe ist und dass man diese eben gerade nicht aufschreibt. Wer sie vergessen hat – kein Problem. Dann ist diese Fähigkeit eben noch nicht ausreichend entwickelt. Und die ideale Hausaufgabe in diesem Alter ist, dem Lehrer, der Lehrerin zu erzählen, was man beispielsweise Neues auf dem Schulweg entdeckt hat, was am vergangenen Wochenende in der Familie unternommen wurde oder sonst irgendetwas, woran die Kinder sich erinnern lernen können. Je intensiver die Erinnerungsfähigkeit geübt wird, umso besser. Andere Hausaufgaben sind nicht sinnvoll. Die Freizeit sollte vollumfänglich für kreative Aktivitäten – am besten auf eigene Initiative hin – zur Verfügung stehen. Diese Fähigkeit der Abstraktion von Raum und Zeit, dass man etwas rein im Denken, in der Erinnerung festhalten kann, das markiert auch den Beginn der Hippocampus-Reifung. Das ist die Schaltstelle, ein wesentlicher Bestandteil des limbischen Systems, die Schaltstelle im Mittelhirn zwischen dem Kurzzeit- und Langzeit-Gedächtnis und der Art und Weise, wie Wahrnehmungen verarbeitet werden. Kurzzeit-Gedächtnis ist hier – ich sehe es und ich weiß es auch noch. Langzeit-Gedächtnis ist, wenn ich auch nach Wochen noch erinnern kann, was wo geschehen ist oder welchen

Film ich da oder dort gesehen habe. Dass ich das sofort noch weiß. Das heißt, bei diesem Umschalten in die Abstraktionsfähigkeit, spielt der Hippocampus eine wichtige Rolle, weil er die Hirnstruktur ist, die beim Üben des abstrakten Gedächtnisses heranreift und der Art und Weise, wie Vorstellungen sich mit Empfindungen und Gefühlen verknüpfen. In den siebziger Jahren, als ich Medizin studierte, ging die Hippocampus-Forschung noch davon aus, er würde so um das siebte, achte, neunte Lebensjahr herum reifen. Heute weiß man – dabei hat auch die Suchtforschung eine große Rolle gespielt – , dass der Hippocampus im gesamten zweiten Jahrsiebt, zwischen 7 und 14 Jahren reift und bei suchtgefährdeten Menschen unterentwickelt bleibt. Man hat das vor allem bei der Alkoholsucht an Erwachsenen untersucht und eine Verschmälerung dieser Gehirnstruktur festgestellt. Das heißt, je weniger man Emotionen und Erinnerungen aktiv verarbeitet hat, umso schmaler ist er. Der Hippocampus ist auch insofern eine besondere Gehirnregion, weil er eine der wenigen Regionen ist, wo sich lebenslang neue Nervenzellen bilden können, die dann auch von dort auswandern und hingehen können, wo sie gebraucht werden. Das zeigt, dass durch eine gute Suchtbehandlung mit viel eigener Aktivität, gerade diese Region auch optimal regenerieren und nachreifen kann. Deswegen ist der Wille zur Selbsterziehung, zum Selbstmanagement in jedem Lebensalter nicht nur mobilisierbar, sondern die hier besonders dienstbare, neuronale Struktur dafür auch besonders geeignet. Entscheidend ist aber die Einsicht: Wie wichtig Gefühle für die Gedächtnisbildung sind – nicht umsonst hat sich der Begriff des emotionalen Gedächtnisses etabliert. Am allerbesten behalten wir das lebenslang, womit uns starke Gefühle verbinden. Das ist der Grund, warum die Gefühlsentwicklung im Alter zwischen 7 und 14 durch die ganze Schulzeit hindurch im Vordergrund stehen sollte – in jedem Unterricht und ganz unabhängig vom Unterrichtsstoff. Zwingt man Kinder ohne echtes Interesse, ohne Wärme, Freude, rein kognitiv zu lernen, so wird die Hippocampus-Reifung gestört. Ganz abgesehen davon, dass pflichtgemäß auswendig Gelerntes gerade zu der abstrakten Denkweise beiträgt, die ich eingangs geschildert habe und die dazu führt, dass wir heute in einer Gesellschaft leben, wo die Verantwortlichen schalten und walten ohne ausreichendes Gefühl für die Konsequenzen dessen, was sie tun. Denn auch das Verantwortungsgefühl ist ein Gefühl!

Lernen ist nicht nur für Kinder, sondern auch für die Lehrkräfte anstrengend, die besorgt sein müssen, dass die Kinder lernen. Daher fragte beispielsweise Rudolf Steiner bei seinen Besuchen in der ersten Waldorfschule in Stuttgart die Kinder gerne: *Habt ihr Eure Lehrer lieb?* Er wusste, dass man nur aus Liebe zur Sache oder aus Liebe zu einem Menschen gut lernen kann. Etwas nicht zu können, ist ein unangenehmes Gefühl, was man am liebsten verdrängen würde, indem man eine Lernblockade aufbaut. Dieses unangenehme Gefühl weicht jedoch unter guter pädagogischer Begleitung dem schönen Gefühl: Auch ich werde es einmal richtig gut können. Auf diesem Übungsweg sind Lob und Tadel schlechte Begleiter. Was hier einzig wirklich unterstützend ist, ist das Interesse für das Kind und seine ganz besondere Art, den Zugang zum Stoff zu finden. Erlebt es sich darin vom Lehrer unterstützt, so ist die Stimmung gut. Die Art und Weise, wie ein Kind sich durch die eigene Leistung belohnt fühlt, ist eine gesunde Stimulierung des Belohnungssystems im Gehirn. Wohingegen *Likes* in den sozialen Netzwerken, eine solche gesunde Reifung nicht zulassen – Professor Teuchert-Noodt spricht hier von einer *Notreifung,* die das Belohnungssystem im Mittelhirn durchmacht, weil der Genuss zu schnell und vor allem ohne Arbeit erreicht wird. Und genau dies ist Suchtverhalten. Wenn man Tiere für bestimmte Verhaltensweisen belohnt, dass je mehr die Tiere sich an-

Die sieben sozialen Sünden

Politik ohne Prinzipien
Wirtschaft ohne Moral
Wohlstand ohne Arbeit
Erziehung ohne Charakter
Wissenschaft ohne Humanität
Genuss ohne Arbeit
Kult ohne Opfer

Mahatma Gandhi

Als achte soziale Sünde kann heute angeführt werden:

Rücksichtslose Digitalisierung

strengen müssen, die Belohnung umso höher ist, so entspricht dies auch ihrer Dopamin Ausschüttung. D. h., das Wohlgefühl nach der erbrachten Leistung ist am höchsten, wenn die Anstrengung am größten war. Das entspricht auch Gandhis Auffassung, weswegen er Genuss ohne Arbeit als eine der *sieben sozialen Sünden* bezeichnet. Gute Pädagogik bietet Genuss mit viel eigener Anstrengung und Arbeit. Das Gegenteil vermittelt uns die schöne neue, digitale Welt: Alles kinderleicht! So kann sich kein gesundes Selbstwertgefühl, geschweige denn ein gesundes Belohnungssystem entwickeln. Auch nicht, wenn ich ständig am Klassendurchschnitt gemessen und bewertet werde. Wenn ein Kind oft erlebt, ich bin weniger gut als andere, so wird es – wie schon gesagt – mit eingeschränktem Selbstwertgefühl die Schule verlassen. Wenn jedoch ein Kind täglich erlebt: *Mein Lehrer sieht meine kleinen oder größeren Fortschritte und freut sich daran,* – so steigert dies das Selbstwertgefühl. Ein solcher Lehrer wird beispielsweise nach einem Test die Klassenarbeiten individuell zurückgeben und entweder vor der Klasse ein paar Worte finden, was schon gut war und wo die nächste Herausforderung liegt (das kann man auch beim intelligentesten Kind sagen!). Oder aber, er wird eine solche persönliche Wertung, anstelle einer Note unter die Arbeit schreiben.

Von Konfuzius stammt ein großartiges, weises Wort: *Es gibt drei Wege zu lernen. Einen einfachen, durch Nachahmung. Einen schmerzhaften durch Erfahrung und einen schwierigen durch Einsicht.* Den ersten Weg behalten viele Menschen bis ins Erwachsenenalter bei. Die Bereitschaft aus Fehlern zu lernen oder schon allein, solche zuzugeben – ist nicht sehr weit verbreitet. Daher erstaunt es auch nicht, dass so große Katastrophen wie die beiden Weltkriege bis heute nicht so aufgearbeitet sind, dass man die Weisheit hätte, einen dritten Weltkrieg zu verhindern. Was man noch nicht kann, muss man offenbar wiederholen – auch so schreckliche Dinge, wie einen Krieg: Ist man bereit, aus den leidvollen Erfahrungen wirklich zu lernen? Besonders schwierig aber ist das Lernen durch Einsicht. Denn dies setzt nicht nur selbstständiges Denken und Urteilen voraus. Es setzt auch voraus, dass man sich nicht unbewusst einem bestimmten Denkstil anpasst, sondern vielmehr – wie Hannah Arendt es so schön formuliert – *ohne Geländer* denken lernt. Rudolf Steiner beschreibt den Weg zu diesem autonomen Denken in seiner *Philosophie der Freiheit.* Lernt man dies, so kann man auch vorausschauend, präventive Maßnahmen denken, ist nicht nur angewiesen auf das schon Vorgedachte, auch wenn dies der neueste

Stand der Wissenschaft ist. Dieser dokumentiert ja immer nur das, was bereits geschehen ist. Entscheidend an diesem *Denken ohne Geländer* ist aber, dass es nahezu kongruent ist, mit dem realen Leben. Weil das Leben ständig in Veränderung und Entwicklung ist, lernt man hier auch das vorausschauen und vorausahnen möglicher schädlicher oder guter Entwicklungen. Würde man Einsicht walten lassen und Lebensgemäßes denken, so würde man nicht Millionen von Kindern teilnehmen lassen an einer Zwangsdigitalisierung, mit der Folge, dass inzwischen allein in Deutschland 2,2 Millionen Kinder und Jugendliche gefährdet sind und ein problematisches Nutzungsverhalten zeigen. D. h. aber in Wahrheit: 2,2 Millionen Individualitäten, die in ihrer Entwicklungskompetenz behindert wurden. Damit geht uns ein Stück konstruktive Zukunft verloren. Deswegen ist meine Motivation – auch bei einem solchen Vortragsabend wie heute: Auch wenn man nur bei ganz wenigen Eltern die Einsicht wecken und damit ein paar Kinder *retten* konnte, so hat sich der Abend gelohnt.

Es gibt zum Glück immer mehr Bücher, sogar Bestseller, die die Bedeutung des Gefühlslebens für die menschliche Entwicklung aufzeigen. Ich habe das bis dato überwiegend durch meine anthroposophischen

Studien gelernt. Steiner hielt es für die wichtigste Aufgabe der Pädagogik, das Gefühlsleben von seiner unbewussten Verbundenheit mit dem Instinkt- und Triebleben des Körpers langsam loszulösen und an das Denken anzuschließen. Das wichtigste Instrument dazu sei zum einen, die volle Integration der Künste in den Lehrplan und zum anderen gute emotionale Bindung zur Lehrerschaft. Wird die Erziehung so ausgerichtet, so werden immer mehr Menschen in das Erwachsenenleben eintreten, die fühlen werden, was sie wissen und welche Konsequenzen ihre Handlungen haben. Das würde einen gewaltigen Willen zu positiven Veränderungen mobilisieren, im Umgang mit Armut, Hunger und den ökologischen Fragen. Ist es nicht beschämend, dass einsichtsvolle Menschen schon seit den sechziger Jahren alles das vorausgesagt haben, was wir heute Klimaproblematik, Nachhaltigkeitsproblematik, ökologische Krise nennen? Das Wissen alleine macht es eben nicht – es braucht Motivation (Gefühl), um in den sauren Apfel beißen zu können, ein System zu ändern, von dem eine Minderheit profitiert und unter dem eine Mehrheit leidet.

Weitere Fragenbeantwortung

Mein Kind geht in die zweite Klasse einer Waldorfschule und wir als Eltern haben die Verantwortung für die Mediennutzung. Und noch kann ich das auch steuern. Aber mein Sohn fragte mich schon: Mama, wann bekomme ich ein Handy? Mein Freund hat schon eins. Unsere zweite Klasse machte beim Elternabend Thema Medien auch ganz große Planungen, wie und was und da haben auch Eltern berichtet, die schon ältere Kinder haben, wie schwer es ist, durchzusetzen, dass es erst ab dem 10. Lebensjahr gewisse Ausnahmen gibt. Das gibt dann richtige Wellen: Wenn ich nicht in der WhatsApp-Gruppe bin, bin ich Außenseiter.

Wenn Ihnen einleuchtet, worüber wir heute Abend gesprochen haben, so können Sie Ihrem Kind sagen: Und wir machen es nicht so wie alle, sondern anders. Bei uns ist die Regel, du kriegst das erste Smartphone mit 16, denn so *wie alle* sein wollen – so schön dieses Gefühl auch ist – es fördert nicht die Entwicklung der Selbstständigkeit. Da ist der entscheidende Punkt mit dem 16. Lebensjahr erreicht. Selbstständig sein, auch von etwas überzeugt sein können, auch wenn es von der allgemeinen Meinung abweicht, zeichnet starke Persönlichkeiten aus.

Das Dritte Reich mit all seinen Grausamkeiten hätte sich nie realisieren lassen, wenn genügend selbstständige Menschen ihrem Gewissen gefolgt wären! Je größer der Anpassungsdruck in einer Gesellschaft ist, je größer die Gefahr des Totalitarismus. Solche Gedanken können Kinder und Jugendliche ohne weiteres verstehen. Und wenn dann auch noch gute Angebote gemacht werden und man gemeinsam überlegt, mit welchen Freunden und Kameraden man die Freizeit anders als mit dem Smartphone verbringt, so lassen sich diese schwierigen Jahre überbrücken. Manchmal hilft auch ein Schüleraustausch in eine bildschirmkontrollierte Familie in einem anderen Land, so dass das Kind sich selber in der neuen Umgebung neu erlebt und positive Erfahrungen machen kann. Ehrlich gesagt: Es ist heute bedeutend schwieriger selbstständig zu werden als zu meiner eigenen Jugendzeit. Man will so sein wie die anderen, will geliebt werden, will anerkannt werden und will dazugehören. Wo aber bleibt man selbst? Die Infantilisierung, eine Art regressives Verhalten wird dadurch gefördert. Nicht jedoch individuelle Reifung, Gewissensbildung, wirkliches Älterwerden. Ich sage hin und wieder wenn das Gespräch darauf kommt zu den Jugendlichen: Wenn ihr euch vorbereiten wollt, optimale Massentiere zu werden, die immer mit der Herde laufen, dann macht es so wie alle. Früh übt sich, wer zur Masse gehören und von einem Meister geführt werden will. Wenn du aber selbstständig werden willst, kreativ, dann musst du es auch aushalten, dass du mal anders denkst, als der Rest der Welt. Zudem: Was sind denn ein paar Jahre in der Kindheit und frühen Jugend angesichts der heutigen Lebenserwartung, die sich zwischen 80 und 90 Jahren eingependelt! Und warum nicht in diesen kostbaren Jugendjahren vieles tun, zu dem man später keine Zeit mehr hat!

Eigentlich haben Sie schon geantwortet. Mein Sohn ist 11 Jahre, fünfte Klasse und er geht auf ein staatliches Gymnasium. Ich selber bin auch Pädagoge und zwar in der richtigen Informatik. Ich sehe das schon auch kritisch alles. Aber wir machen den Weg anders, als die Masse. Und da muss man dann schon hinstehen. Es ist aber tatsächlich eine wahnsinns Tendenz in den Schulen, das wissen wir alle. Ich habe mein Kind an eine Schule geschickt, wo es hieß, 5. bis 7. Klasse sind sie im anderen Gebäude, da ist Handyverbot. Die Realität sieht so aus: Er kommt heim nach zwei Wochen und sagt, wir haben hier einen Chat eingerichtet für die Klasse, da muss ich ein Handy haben, damit ich die Informationen der Lehrerin bekomme. Das ist ein Chatroom für Kinder. So sieht die Realität aus. Also ich weiß nicht, wie man das schaffen kann, zu sagen ich mach meinen eigenen Weg. Das Kind muss dann wirklich mit 10 oder 11 so reif sein und so wie Sie es gerade geschildert haben, um das zu verstehen und zu sagen, wir laufen nicht mit der Masse, wir machen unseren eigenen Weg. Ich bin voll davon überzeugt, dass du dadurch reifer wirst als der Rest. Aber das ist extrem, extrem anspruchsvoll und schwierig und jetzt gehen wir noch einen Schritt weiter. Ich bin an der Schule, ich bin sogar Netzworker. Ich habe mich geweigert, das zu machen. Der Schulleiter hat das verstanden, aber auch nur aufgrund der Ressourcen, die wir nicht haben. Aber jetzt kommt der Punkt: Die Schüler, wenn wir einen Info-Nachmittag haben, die Nachbarschule hat Tablet-Klassen. Sie glauben nicht, was das für einen Effekt hat, wie viele an diese Schule wollen, nur wegen den Tablet-Klassen..... und nicht zu uns an die Schule..... es ist wahnsinnig schwierig, diesen Prozess aufzuhalten.

Eine andere Zuhörerin:

Sie haben schon recht, aber es muss irgendwelche Möglichkeiten geben und deswegen bin ich auch hergekommen, um auch einen Weg zu finden, sein Kind gesund entwickeln zu lassen in dem Umfeld, dass man nicht ganz extrem auf der einen Seite ist, aber wahrscheinlich gibt es das nicht, aus Ihrer Sicht.

Da sprechen Sie von der Macht des Faktischen! Es wird ein extremer Druck aufgebaut, weil einfach der ganze wirtschaftspolitische Komplex geschlossen hinter dem Digitalpakt steht. Deutschland so schnell wie möglich voll auf den digitalen Kurs zu bringen, uns wettbewerbsfähig zu halten – dem wird fraglos alles untergeordnet. Man fühlt nicht, was man den Kindern antut. Deswegen kann ich verstehen, dass es so gemacht wird – sie können es nicht anders. Sie sind Getriebene und treiben. Ich frage mich daher: Was kann trotz allem der Einzelne tun? Da ist schon das erwähnte Instrument der Elterninitiative, wo man beginnt, seine Sorgen zu teilen. Dann kann man verantwortliche Lehrkräfte hinzuziehen und, zum Beispiel, eine bereits entstandene Chat-Gruppe wieder schließen. Andere Eltern schließen sich zusammen – auch mit Pädagoginnen und Pädagogen – um eine neue Schule zu gründen, in der sie selber die Verantwortung für das pädagogische Konzept übernehmen und es so weit den staatlichen Erfordernissen anpassen, dass sie die Schulerlaubnis bekommen. Oder aber, man nimmt mit seinem Kind einen Schulwechsel vor, auch wenn dann der Fahrradweg weiter ist und auch sonst die Kosten etwas höher.

Zum Schluss noch eine persönliche Erfahrung: Als ehemalige Waldorf Schülerin – auch wir hatten nicht nur die besten Lehrer – hatte ich in meinen ersten Studiensemestern immer wieder auch die Frage: Bin ich auf der richtigen Schule gewesen? Denn wissensmäßig waren mir die KommilitonInnen hier und da echt überlegen. Ich habe dann aber bald gemerkt, dass ich eine ganz andere Motivation zum Lernen habe und jederzeit nachholen kann durch eigene Initiative, von dem ich meinte, es an meiner Schule verpasst zu haben. Was ich der Waldorfschule verdanke, ist das schöne Gefühl: *Was ich wirklich will, das kann ich auch erreichen. Ich muss mich nur genügend anstrengen.* Aber ich habe auch wunderbare menschliche Vorbilder erlebt, was ein Geschenk für das ganze Leben ist.

Ich danke Euch sehr für Euer Interesse und wünsche das Beste für die Entwicklung Eurer Kinder und Jugendlichen!

Nachbemerkung: Bei Drucklegung dieser Schrift wurde in Medien vermeldet, Schleswig-Holsteins Bildungsministerin prüfe aktuell einen Erlaß, mittels dem ein Handyverbot an Grundschulen durchgesetzt werden soll.[9]

Anmerkungen/Quellenangaben

(1) Neue Barmer-Studie: Können nicht mal Hampelmann. Immer mehr Kinder haben deutliche Entwicklungsdefizite https://www.barmer.de/presse/bundeslaender-aktuell/mecklenburg-vorpommern/archiv-presse mitteilungen/barmer-kinderatlas-2023-vermehrte-defizite-bei-spracherwerb-und-motorik-1232564

(2) Das Gehirn – ein Beziehungsorgan (4. Auflage 2012) von: Prof. Dr. Dr. *Thomas Fuchs*, Karl-Jaspers-Professur für philoso phische Grundlagen der Psychiatrie, Universität Heidelberg; Oberarzt der Klinik für Allgemeine Psychiatrie, Facharzt für Psychiatrie und Psychotherapie.

(3) Friedrich Glasl, österreichischer Ökonom, Organisationsberater und Konfliktforscher. Von ihm sind mehrere lesenswerte Bücher zum Thema Konflikte erschienen.

(4) Hardship affects the gut microbiome across generations University of California - Los Angeles, Studie wurde publiziert in Proceedings of the National Academy of Sciences

(5) (How) cells talk to each other. The physics of cell communication: ISTA scientists successfully model cell dynamics. Institute of Science and Technology Austria. Published by the American Physical Society

(6) How you can use the power of exercise to feel better and think clearer. By Catherine de Lange New Scientist 31 May 2023

(7) Was mit unserer Aufmerksamkeit passiert, wenn ein Smartphone griffbereit ist https://www.swr.de/wissen/negativ-aus wirkungen-von-smartphones-auf-die-aufmerksamkeit-100.html

(8) *Michaela Glöckler:* Kita, Kindergarten und Schule als Orte gesunder Entwicklung, ISBN 9783939374862

(9) https://www.faz.net/aktuell/politik/inland/handyverbot-an-grundschulen-karin-prien-prueft-erlass-19100548.html

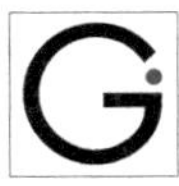

Weitere Titel von Michaela Glöckler im Gesundheitspflege *initiativ* - Verlag:

Die Biographie des Menschen
und ihre geistigen Gesetze

Engel gestütztes Handeln -
Liebe verwandelt und heilt

Wahrheit und Lebenskraft

Leben vor der Geburt

Leben nach dem Tod

Krankheit und Schicksal

Die Kulturaufgabe des alten Menschen

Die Kraft der Krise
Männliche und weibliche Potenziale
sich neu zu (er-)finden *(mit Mathias Wais)*

Partnerschaft und Ehe
verstehen und sinnstiftend leben *(mit Ulrich Meier)*

Gesundheit verstehen
Anthroposophische Medizin und Krebsvorbeugung

Spiritualität & Gesundheit - Am Beispiel der Krebserkrankung *(mit Volker Fintelmann u. Jürgen Schürholz)*